Musicoterapia para Cuerpo y Alma

Damián Alvarez

© Musicoterapia para Cuerpo y Alma (Sonidos que Sanan, Sonidos que Curan)

© Francisco Damián Alvarez Yanes, 2019

1ª edición en castellano

ISBN: 9781070433967

Sello: Independently published

Editado, Publicado y Distribuido por Amazon Media Publishing

Impreso en E.U.A. / Printed in U.S.A.

A ti Rosa, buen amiga mía,
creadora de sonidos que se manifiestan
como aromas de flores divinas.
Tu nombre lo dice todo.

Índice

Introducción

Los sonidos son vibraciones, las vibraciones son energía. La Musicoterapia es el arte de equilibrar las energías del ser humano y del medio ambiente con las energías de los sonidos.

Teniendo en cuenta que la raíz de toda enfermedad física es energética, tratando las energías del ser humano tratamos la raíz de la enfermedad, así como su manifestación física.

La Musicoterapia no solo sana, sino que también tiene cualidades terapéuticas, o sea, que cura.

En toda las culturas, rituales, religiones, siempre ha estado presente la música para inducir estados elevados de conciencia, crear energía positiva, aportar paz y bienestar, fortaleza espiritual y física, proteger y curar: Cantos gregorianos, cuencos tibetanos, campanadas, toques de tambor, entonación de mantras, y un largo etcétera.

Está muy claro que el "que canta su mal espanta", y está totalmente demostrado que los sonidos afectan, no solo a nuestras energías sino también a nuestros órganos vitales y a nuestro estado mental, emocional y sentimental. Así mismo, los ruidos afectan de forma negativa a nuestro cuerpo y alma. Sí, los ruidos producen energía negativa que nos puede enfermar.

La mejor Musicoterapia que existe es la "música de la naturaleza": El sonido del viento en la arboleda, el canto de los pájaros y de los delfines, la "música" de un arrollo, las embriagadoras olas del mar, y hasta los sonidos humanos suaves y cargados de amor como los susurros o el sonido de los suspiros (descubierto por Damián Alvarez).

Demostrado también que los sonidos nos afectan hasta antes de haber nacido.

La música anima al deprimido, vitaliza al desganado, calma al enfurecido, ...y nos acerca a Dios: *"al principio fue el Verbo (Energía/Sonido en Movimiento), y el Verbo se hizo materia..."*

Musicoterapia
para
Cuerpo y Alma

Damián Alvarez

MUSICOTERAPIA

Musicoterapia
Los Principios del Sonido Terapéutico

Los sonidos tienen mucho que ver con nuestro estado de salud y conciencia gracia a su armonía. Existen sonidos terapéuticos, que dirigiéndolos hacia los chakras consiguen equilibrar, energizar y sanar todos los planos, ayudándonos al mismo tiempo a dejar todas las tendencias negativas y perjudiciales.

Hay que saber que existen ocho principios terapéuticos básicos en Musicoterapia/Sonoterapia. Estos principios son: El principio de la resonancia, el principio del ritmo, el principio de la melodía, el principio de la armonía, el principio de la altura, el principio del timbre, el principio de los efectos acumulativos y el principio del sonido como energía.

Musicoterapia
El Principio de la Resonancia

Las vibraciones tienen la propiedad de suscitar (resonar), otra vibración similar en cuerpos capaces de producirla y que estén en la onda de vibración primera. Gracias a este principio podemos sintonizar con energías espirituales superiores.

Gracias a la resonancia podemos equilibrar y potenciar nuestro organismo y sistema energético, ya que los chakras (energía), los cuerpos sutiles, las células y diversos sistemas del cuerpo son resonadores acústicos.

Cuando un órgano se encuentre desequilibrado se usaran los sonidos terapéuticos, dirigidos a conciencia, para producir una resonancia forzada en el paciente y devolverlo a la salud.

Musicoterapia
El Principio del Ritmo

Desde siempre, y en todas las culturas de la humanidad, se han utilizado sonajeros, campanillas, maracas, tambores, etc., por chamanes y sanadores de todo el mundo en todas las épocas, para transmitir energías al organismo. Los ritmos de los instrumentos pueden equilibrar los ritmos y biorritmos de cuerpo y alma, de diversos órganos y sistemas del cuerpo físico, etapas de la vida como por ejemplo el tiempo de descanso y de vigilia.

Los ritmos de los instrumentos de percusión energizan los chakras Base y Sacro, y así pues estimulan la circulación sanguínea, la sexualidad, la fuerza espiritual y la creatividad.

Debe de quedar claro que cuando influimos en el ritmo del corazón influimos en el cuerpo entero.

El sonajero se ha utilizado para la purificación. Para "sacudirse" las energías negativas del Aura, traza círculos alrededor de todo el cuerpo (de izquierda a derecha), haciendo sonar el sonajero. Termina haciendo subir (izquierda), y bajar (derecha), el vibrante sonajero por la línea central del cuerpo para equilibrar los chakras. Algunos terapeutas utilizan la técnica anterior al revés para limpiar los chakras (subir por la derecha y bajar por la izquierda).

También se puede utilizar de la misma manera una pandereta, maracas, bolas de feng-shui, campanillas, castañuelas, y hasta tan solo con dar palmas.

Musicoterapia
El Principio de la Melodía

La melodía, sea cantada o tocada, calma las tenciones espirituales, emocionales, sentimentales y mentales, calma el dolor y disminuye el estrés. El mero hecho de cantar nos equilibra y nos "limpia" de energías negativas.

Cada nota nos afecta (se supone de forma positiva), a niveles anímicos y corporales determinados, y las melodías están compuestas de notas.

No es de extrañar que las notas musicales sean siete y que produzcan la misma energía en frecuencia que cada uno de los chakras cuando se encuentra equilibrado.

"El que canta su mal espanta" dice el dicho.

Musicoterapia
El Principio de la Armonía

La armonía sintoniza nuestras energías físicas con las espirituales. Al igual que la melodía, cuanto más sencilla sea la armonía, mejor, como en la entonación de mantras o repetición en múltiplos de a tres de los nombres de las energías sanadoras para reforzarlas.

La armonía son las notas que suenan al mismo tiempo con unas frecuencias numéricas determinadas. Estas frecuencias forman una vibración que estabiliza y pone en resonancia mutua los diferentes sistemas corporales.

Creando una ola energética de frecuencia vibracional elevada determinada se induce a una resonancia anímica y física también elevada, lo que hará que se deshagan las energías de frecuencia más baja, o sea, las negativas.

La armonía también produce los estados alterados de conciencia como el trance y el éxtasis espiritual.

Musicoterapia

El Principio de la Altura

Nos referimos a si el sonido es grave o agudo. Cuanto mayor el número de oscilaciones por segundo, más agudo es el sonido.

Las diferentes alturas afectan primordialmente a los chakras, y por lo tanto a todos los sistemas y órganos en relación con ellos. Las alturas correspondientes a los chakras son las de la escala musical.

Las alturas se pueden tararear, cantar, tocar o escuchar desde una fuente exterior (aparato de música, orquesta, etc.).

La nota DO influye sobre el chakra Base, RE sobre el Sacro, MI sobre el Plexo Solar, FA sobre el chakra Cordial, SOL sobre el Garganta, LA sobre el Tercer Ojo y SI sobre el chakra Corona.

La "DO alto" activa directamente el chakra transpersonal denominado "Estrella del Alma", y de forma indirecta al

chakra transpersonal llamado "Estrella del Núcleo" o "Tan-
tien".

Musicoterapia
El Principio del Timbre

Dos sonidos del mismo tono, tocados por diferentes instrumentos, se diferencian por la cualidad del timbre.

Gracias a la combinación del timbre y la altura, tenemos a nuestra disposición un gran "espectro" de medicinas vibracionales, de medicinas musicoterapéuticas.

El timbre produce consonancia, pero también disonancia en nuestro organismo. Si logramos producir consonancias y disonancias de manera consciente, podremos aplicar el timbre en sesiones terapéuticas, logrando cambios fisiológicos y espirituales en el paciente, ya sea modulando el timbre de nuestra voz o empleando los timbres de los instrumentos musicales.

Está totalmente claro (refiriéndonos a los sonidos vocales (en este caso humanos)), que los sonidos que produce el ser humano oralmente pueden calmar al estresado, alentar al desvalido, animar al cansado, alegrar al triste, excitar y hasta inducirlo al sueño con suaves ronquidos/susurros.

De la misma manera, el ser humano produce sonidos que alteran, ponen nervioso, estresan, etc., como los gritos.

Existe un instrumento musical (o varios), asociado a cada chakra: Tambor para el Base, Bajo para el Sacro, Guitarra para el Plexo Solar, Piano para el chakra Corazón, Flauta para el Garganta, Órgano (de iglesia), para el Tercer Ojo y Harpa para el Corona.

Musicoterapia

El Principio de los efectos acumulativos

Cuanto más nos expongamos a un sonido, sea éste beneficioso o perjudicial, más afectará éste a nuestra salud, positivamente o negativamente. Este es el efecto acumulativo.

Los ruidos, chillidos, portazos, golpes, etc., producen energías negativas. Las palabras suaves, melodiosas, amorosas, tranquilas, música clásica, etc., producen energías positivas.

Podemos escuchar en un día (durante varias horas), música para toda la semana, gracias al principio de los efectos acumulativos y cargarnos de energía y bienestar.

De la misma manera, el estar bajo los efectos de un ruido durante mucho tiempo nos puede desequilibrar el organismo hasta la enfermedad.

Gracias a la canalización de sonidos (y otras técnicas musicoterapéuticas), por Terapeutas y Sanadores, se pueden cargar los chakras y los cuerpos energéticos (aura), del ser humano con sonidos positivos que sanan y curan como si de cargar una batería se tratase, para trabajar de forma prolongada, si hiciese falta, sobre cualquier bloqueo o desequilibrio energético, amén de una enfermedad físicamente manifestada, o crónica.

El efecto acumulativo de los sonidos nos aportan una herramienta eficaz y duradera no solo para el tratamiento de enfermedades crónicas, o supuestamente terminales, sino también para el tratamiento preventivo de cualquier enfermedad o disfunción.

Musicoterapia
El Principio del Sonido como Energía

En este caso hablamos de sonidos que sanan, sonidos que curan, o sea, del sonido como energía sanadora.

El sonido es energía que se puede utilizar para interaccionar con energías de organismos o medio ambientales con el fin de alterarlas positivamente.

El sonido modifica la conciencia, ya que es energía y actúa sobre las energías (ondas), cerebrales y cuerpos sutiles energéticos del ser humano, pero también sobre las células.

Con los sonidos podemos limpiar energéticamente cuerpos, almas y lugares específicos de energía negativa.

También podemos crear ambientes relajados, acogedores y espirituales en nuestro puesto de trabajo y propio hogar, gracias a la aplicación correcta de la música, los cantos, mantras, etc., como ocurre en templos e iglesias.

Musicoterapia

Chakras y Piezas Musicales, Chakras y Notas Musicales. Métodos generales de Terapia por el Sonido

Las sesiones serán de como mínimo veinte minutos y cuantas sean necesarias, pero no más de dos al día. Cuando nos encontremos con desequilibrios concretos, será beneficioso el tratar el chakra en relación con el desequilibrio. El usar diferentes terapias vibracionales en la misma sesión, como pudieran ser el toque terapéutico (sanación), cristaloterapia y/o aromaterapia, potenciaran los efectos de la terapia.

Una técnica sencilla de Musicoterapia es la de entonar la escala musical para equilibrar el sistema de chakras propio o del paciente. También se pueden reproducir piezas musicales con la tonalidad que corresponda al chakra que deseemos sanar.

Piezas Musicales y Sistema de Chakras:

- Brahms, sinfonía número 1 en Do menor para el chakra Base.

- Mahler, sinfonía número 1 en Re mayor para el Sacro.

- Mozar, sinfonía número 39 en Mi bemol-mayor para el Plexo Solar.

- Bach, conciertos de Brandemburgo en Fa y Sol mayor para los chakras Corazón y Garganta, etc.

También se pueden tocar las notas de la escala. Primero se toca la escala completa y luego se repite la nota del chakra afectado varias veces, se termina con la escala completa para equilibrar todo el sistema.

Para información sobre las notas musicales y los chakras ver "Sanación por el Sonido" en este mismo libro.

Musicoterapia

Chakras, Mantras, Vocales, Entonación y Terapia

No solo las notas musicales afectan al organismo, sino todo sonido vocal y mantras. Existe un mantra y un sonido vocal con una vibración específica para cada chakra: El mantra "Lam" y la vocal "U" corta para el Base, el mantra "Vam" y vocal "O" larga para el Sacro, el mantra "Ram" y la vocal "AO" para el Plexo Solar, el mantra "Yam" y la vocal "A" corta para el Corazón, el mantra "Ham" y la vocal "E" corta para el chakra Garganta, el mantra "Om" o "AUM", y la vocal "E" larga para el Tercer Ojo y Corona.

Todo sonido vocal puede "abrir" una región del organismo por medio de la visualización, la proyección de imágenes y la emisión interior del sonido, precedente a la emisión exterior.

Cuando inhalamos emitimos en silencio, cuando exhalamos entonamos de forma audible, y dirigimos el sonido hacia la zona o chakra que deseamos corregir, haciendo tres o nueve repeticiones en cada chakra con el fin de equilibrarlo (entonación esotérica o "toning").

SANACIÓN CON EL SONIDO

Sanación con el Sonido

Sanación a través de los Sonidos

Los sonidos son vibraciones, las vibraciones energía. La Musicoterapía es el arte de equilibrar las energías del ser humano y del medio ambiente con las energías de los sonidos.

Teniendo en cuenta que la raíz de toda enfermedad física es energética, tratando las energías del ser humano tratamos la raíz de la enfermedad así como su manifestación Física.

La Músicoterapia no solo sana, sino que también tiene propiedades terapéuticas, o sea, que cura.

En toda las culturas, rituales, religiones siempre ha estado presente la música para inducir estados elevados de conciencia, crear energía positiva, dar paz y bienestar, fortaleza espiritual y física, proteger y curar:

- Las "joitas" de los Lapones
- Los viajes astrales inducidos por el tambor de los chamanes escandinavos para sanación y curación

- Los cantos gregorianos para dar fuerza espiritual
- Los cantos de los indígenas americanos para atraer buenos espíritus, sanación y equilibrar las energías del medio ambiente
- Los órganos de iglesia y las misas cantadas para dar alimento espiritual a sus feligreses
- Las campanas de las iglesias católicas a las que se les graba una oración para que el sonido la expanda en círculos concéntricos haya donde se oiga, protegiendo y limpiando energéticamente
- Los cuencos tibetanos y la entonación de mantras dirigidos hacia la sanación y el desarrollo espiritual.
- El toque del tambor y las pulseras y tobilleras de cascabeles usadas en bailes iniciáticos de culturas primitivas.
- La música romántica

Está muy claro que el "que canta su mal espanta", y está totalmente demostrado que los sonidos afectan no solo a nuestras energías sino también a nuestros órganos vitales y a nuestro estado mental, emocional y sentimental. Así mismo los ruidos afectan de forma negativa a nuestro cuerpo y alma. Sí, los ruidos producen/son energías negativas que nos pueden enfermar.

La mejor musicoterapia que existe es la "música" de la naturaleza: El sonido del viento en la arboleda, el canto de los pájaros y de los delfines, la "música" de un arrollo, las embriagadoras olas del mar, etc., etc.

Demostrado también que los sonidos nos afectan hasta antes de haber nacido.

La música anima al deprimido, vitaliza al desganado, calma al enfurecido, ...y nos acerca a Dios: "al Principio fue el Verbo (Energía/Sonido en Movimiento) y el Verbo se hizo materia..."

Sanación con el Sonido
¿Cómo se Escucha la Música?

- El volumen de la música medianamente alto (tienes que sentir sus vibraciones)

- Meditación de Sanación "Alineación con la Luz" *(ver "Apéndice" al final de este libro)*, para relajarte

- No escuches la música activamente con los oídos, sino inténtala sentir con todo tu cuerpo, deja que las ondas vibracionales del sonido te envuelvan y "hazte uno" con estas energías.

- Sentirás vibrar tus chakras con la música según el instrumento.

- Sintoniza con la música: Que las energías de tu alma y las energías de la música vibren al unísono y las células de todo tu cuerpo "bailen" de felicidad.

- Usa la Música de "La Banda Sonora de tu Vida" (ver en el siguiente capítulo).

¡Apoteósico!

Sanación con el Sonido

La Banda Sonora de tu Vida

- Haz una lista con todas las canciones que hayan significado mucho para ti en tu vida. Música especial que escuchaste cuando "dabas el primer beso", cuando "bailaste la primera vez", "la primera vez que te enamoraste", "el día de tu graduación", música que escuchaste cuando "te dieron aquél premio tan especial" o "la música de tu enlace matrimonial" o la música preferida tuya y de tu pareja, etc., etc.

- Graba la "Banda Sonora de tu Vida" en un disco (CD)

- Escúchala en momentos de decaimiento, pena, tristeza, perdidas, traumas, depresión o cualquier otro estado negativo que te atormente.

- La "Banda Sonora de tu Vida" te ayudará a salir del paso, levantándote el ánimo, dándote fuerza y vigor, y dándote alegría y seguridad en ti mismo.

¡Pura Musicoterapia!

Sanación con el Sonido
La Música de tu Alma

La "Música de tu Alma" es la canción que más te guste, la que más significado tenga para ti, pero que escucharás única y exclusivamente cuando consigas tus metas propuestas.

Tu alma deseará escuchar esta canción pero sabe que sólo se la "darás" cuando consigues tus metas.

Entonces tu alma por querer escuchar esta música te ayudará, te "empujará" a conseguir tus metas.

Así conseguirás tus metas fácilmente con la ayuda de la Musicoterapia.

Actúa de la siguiente manera: Escucha tu canción predilecta una "última" vez y dile a tu alma (piensa interiormente), no te voy a escuchar más hasta que consiga alguna de cada una de mis metas.

No escuchas esa canción por mucho que lo desees hasta que consigas alguna de tus metas. La "Música de tu Alma", será entonces, en verdad, la música de tu alma, el premio que tu le darás por haberte ayudado a conseguir esa meta.

Sanación con el Sonido
Las Notas Musicales y el Sistema de Chakras

Corona: Si
Tercer Ojo: La
Garganta: Sol

Corazón: Fa

Plexo Solar: Mi
Sacro: Re
Base: Do

Chakra Transpersonal "Estrella del Alma": "Do" alto

Sanación con el Sonido
Los Instrumentos Musicales y el Sistema de Chakras

Corona: Harpa
Tercer Ojo: Órgano de Iglesia
Garganta: Flauta/Flauta Andina

Corazón: Piano

Plexo Solar: Guitarra
Sacro: Bajo/Contrabajo
Base: Tambor/Percusión

*Usar/Escuchar Música de un solo Instrumento (al menos 20 minutos por chakra), dependiendo del chakra que desees sanar/equilibrar.

Sanación con el Sonido
Los Mantras y el Sistema de Chakras

Corona: OM/AUM
Tercer Ojo: OM/AUM
Garganta: HAM (se entona JAM)

Corazón: YAM (se entona IAM)

Plexo Solar: RAM
Sacro: VAM
Base: LAM

Sanación con el Sonido
Entonación de Mantras

- Hacer vibrar la "M" final en los labios
- Empezar el siguiente mantra antes de que acabe de sonar el anterior. Enlácelos y forme una onda vibracional con ellos
- Para limpiar energéticamente/sanar el medio ambiente o a otras personas se entonan en voz alta.
- Para sanarse uno mismo se entonan una vez en alto y una vez de forma interior, recordando mentalmente solo su sonido. Cada vez que lo entonas en alto se debe de entonar también interiormente.
- Para sanar los chakras entonar en alto, hacerlo vibrar en la garganta y "empujarlo"/dirigirlo mentalmente a través de la Línea Hara hasta que vibre en el chakra que le corresponda.
- Repita el proceso varias veces en cada chakra y con cada mantra.

Ver en el "Apéndice" a este libro: "Anatomía Espiritual Básica"

Sanación con el Sonido

Canalización de Mantras

- Inspiración: Bajar la luz desde la "Estrella del Alma" hasta la "Estrella del Núcleo".

- Cambiar en la "Estrella del Núcleo" la frecuencia de la luz a la frecuencia del mantra que se desea canalizar, entonándolo interiormente en ese centro energético.

- Espiración: Subir la frecuencia vibracional del mantra determinado hasta el chakra corazón y canalizarlo a través de los brazos hasta los chakras de las manos y el paciente, repitiendo mentalmente el mantra pero con la concentración puesta en los chakras de las manos y a los chakras del paciente al que se canaliza ese sonido.

- Utilizar según conocimientos previos en anatomía espiritual.

Ver en el "Apéndice" al final de este libro "Mantras en el Sistema de Sanación Tinerfe"

Sanación con el Sonido

El Santiguado

Repetición rápida, en voz alta y de forma monótona de un mantra, frase u oración para crear una onda vibracional de energía sanadora que se dirige hacia un receptor/una persona, planta o animal con el poder de la fe después de hacer una oración de petición para esa persona/receptor, con el fin de deshacer energías negativas exteriores que puedan estar ocasionando dolor de cabeza, malestar en general, cansancio, desgana, insomnio o algún tipo de enfermedad o disfunción.

El poder del santiguado no lo da la oración en sí, sino la onda vibracional energética creada con la repetición monótona de la oración y dirigida a conciencia hacia el receptor.

¡Pura Musicoterapia!

LA MAGIA DE LOS MANTRAS

La Magia de los Mantras
Mantra "Lam"

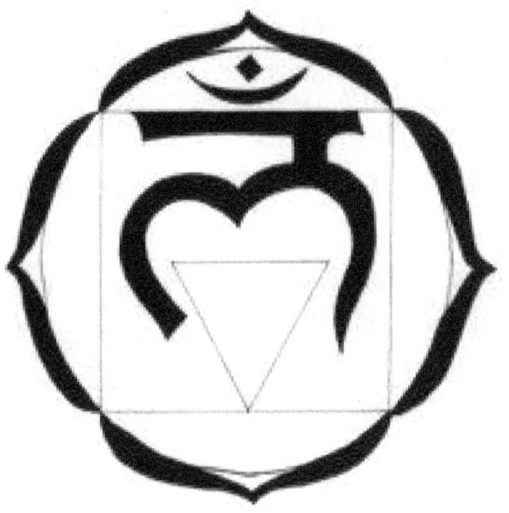

Energía Telúrica Poderosa. Vitalidad y Arraigo

Revitaliza todo el cuerpo físico, activa el chakra Base y aumenta la conexión de este chakra con "La Estrella de la Tierra".

Eficaz en el tratamiento de todas las enfermedades musculares y óseas, sobre todo en los problemas asociados a las extremidades inferiores.

Efectivo también para ayudar a enfermos crónicos, ancianos y personas convalecientes a recuperar las fuerzas después de intervenciones quirúrgicas o enfermedades prolongadas que hayan debilitado en demasía el cuerpo físico.

Con el Mantra Lam también se tratan todos los síntomas derivados de la debilidad, así sean físicos o anímicos como lo pudieran ser las dudas, las incertidumbres, la variabilidad, la impaciencia y todas las preocupaciones que puedan estar deteriorando el cuerpo físico, sobre todo las articulaciones.

Usado para tratar cualquier síntoma, enfermedad o desequilibrio asociado al chakra Base, los chakras de las ingles, los chakras de las rodillas, los chakras de los tobillos y los chakras de debajo de los pies.

A las personas con métodos de evasión psíquica, personas muy soñadoras, que viven en un mundo de fantasías se las arraiga con este poderoso Mantra (se les baja a la tierra).

Usado con beneficio en personas con tendencias al suicidio, así sea porque hayan perdido las ganas de vivir porque no les guste la realidad cotidiana o porque simplemente no se sientan con fuerzas para siquiera respirar una vez más.

Con el sonido "Lam" también se pueden tratar los mareos debidos a falta de hierro en la sangre.

Se utiliza para arraigar al recipiente de la terapia al final de la misma.

La Magia de los Mantras
Mantra "Vam"

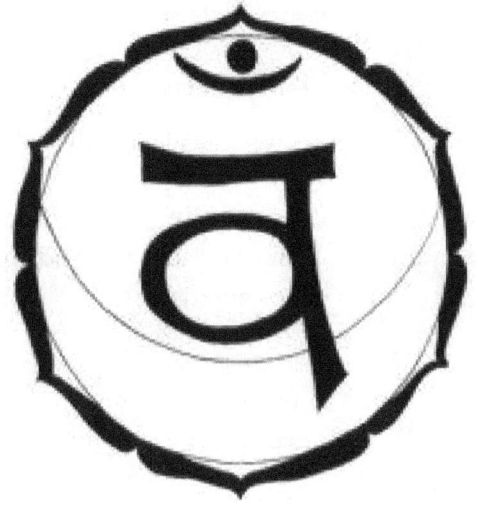

Creatividad, Pasión, Sexualidad, Vida

Energía poderosa, vitalizante, creativa, fuerza de vida, pasión sexual, kundalini.

El Mantra "Vam" activa la energía Kundalini llenando el chakra Sacro de energías creativas y sexuales. Voluntad de trabajar y deseos sexuales.

El Mantra "Vam" limpia la sangre y equilibra el riego y tensión sanguínea, relajando por tanto el "estrés del corazón".

La Sangre es vida y por lo tanto la vida tiene que fluir de forma constante pero parsimoniosa, por lo que este Mantra deshace varices, hemorroides, colesterol, coágulos de sangre que podrían acabar en trombosis, etc.

"Vam" hace vibrar los ovarios (testículos), y todo el aparato reproductor, sanándolo y aportándole la fuerza de la juventud, por lo que lo hace efectivo en el tratamiento de la impotencia, la frigidez, la infertilidad, ya que además afecta al riego sanguíneo como vimos anteriormente.

También este Mantra tan activo disminuye paradójicamente los síntomas de la ninfomanía, perversiones o cualquier otro tipo de desviación sexual.

Eficaz en el tratamiento de las enfermedades renales y la vejiga.

Calma la ira, el rencor, la rabia y sana la frustraciones, apoyando al individuo a seguir creando/viviendo y no desanimarse por fracasos o desengaños anteriores a seguir desarrollándose.

La Magia de los Mantras
Mantra "Ram"

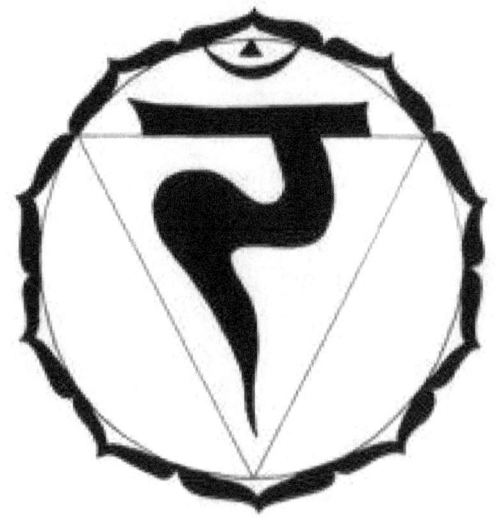

Solidaridad, Unión, Fortaleza, Seguridad, Soberanía

El dios del sol del antiguo Egipto era Ra. Ram son las energías del sol en movimiento, llevadas a la práctica.

"Ram" influye directamente sobre el chakra del Plexo Solar, llenándolo de vitalidad. Ram es el "Sol de tu vida".

El Mantra "Ram" es el "rayito" de amor que hace que seamos perseverantes y constantes, que creamos en nosotros mismos y consigamos nuestras metas y alcancemos nuestros objetivos. El Mantra Ram es nuestro "dios Ra", es el Mantra de la realización personal, de la satisfacción, del éxito.

Con este Mantra eliminamos de nuestro ser los complejos, los miedos, las vergüenzas, las inseguridades que nos detienen, paralizan y no nos dejan conseguir nuestros objetivos en la vida. Eleva la autoestima, el amor propio, la seguridad personal, reforzando nuestro Ego.

Recitado interiormente nos llena de seguridad y entonado exteriormente nos ilumina como si fuéramos soles, aportándonos luz, jovialidad, carisma, belleza y juventud brillantes como si fuéramos soles.

Terapéuticamente se utiliza para tratar las enfermedades hepáticas, gastrointestinales y del páncreas. Pero con este Mantra también se tratan con beneficio todos los problemas psíquicos derivados de tener un Ego débil como lo pudieran ser los complejos, fobias, manías, timidez, etc.

El Mantra "Ram" es un reconstituyente muy apreciado ya que siendo el "sol de la vida" le devuelve la vitalidad a las personas con el "síndrome de cansancio crónico" que a veces se puede confundir con depresiones. También efectivo para anular las energías negativas exteriores a nosotros, así sean envidias, celos, rencor, brujerías o los Plexos Solares enfermos de otras personas en nuestro entorno que nos estén afectando de forma negativa.

"Ram" hace que desees vivir, que encuentres tu misión y tu sitio en el universo. "Ram" hace que sientas que tienes mucho que aportar a la humanidad y que eres grande y maravilloso como Dios te creó.

La Magia de los Mantras
Mantra "Yam"

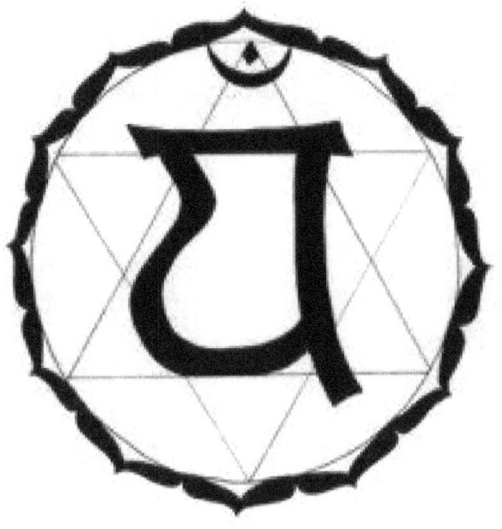

Unión, Paz, Sanación, Amor

El Mantra "Yam" o "Iam" como también se suele entonar es el Mantra del Amor, el Mantra del corazón.

El Mantra "Yam" se utiliza para sanar el chakra Corazón y para calmar (infundir paz) y sanar el corazón físico. Por lo que lo hace efectivo en el tratamiento de arritmias, taquicardias, dolores en el corazón y corazones "nerviosos" o "estresados".

"Yam" trabaja deshaciendo el miedo y aportando amor a las personas con carencias afectivas, también abre el chakra Corazón predisponiendo al recipiente de la terapia a amar y a aceptar amor.

Gracia al sonido "Yam" y la apertura que causan sus energías en el Alma, el ser humano puede amar a Dios, a sí mismo y a todos los demás sin miedos o prejuicios.

Como energías sumamente sanadoras no solo se utilizan para tratar las enfermedades pulmonares y cardiovasculares, sino que también se pueden usar para sanar cualquier parte u órgano del cuerpo en particular, como así el cuerpo energético en general.

El amor aporta paz y sosiego, deshace preocupaciones, dudas, prejuicios, incertidumbres, miedos e infunde su energía en el resto de los cuerpos energéticos y sus sistemas de chakras.

El miedo es el origen de toda enfermedad. El Mantra "Yam" sana todos los desequilibrios en el Sistema de Chakras Mayores derivados del miedo: Las penas y desamores en el chakra Corazón, los traumas en el Plexo Solar, las frustraciones y desengaños en el chakra Sacro y el miedo a pasar necesidades en el chakra Base.

No solo que la vibración del Mantra "Yam" es una sanadora eficaz, sino que también nos ayuda en el desarrollo personal y espiritual, para que así, amemos la creación, actuemos, vivamos con amor, nos amemos a nosotros mismos, amemos a la humanidad, nos comuniquemos y planeemos con amor, pensemos con amor y amemos a Dios.

El Mantra "Yam" es verdaderamente la "llave" y la "cerradura" del corazón, no es de extrañar que la entonación de este Mantra antes de los viajes astrales los haga mucho más fáciles, duraderos y satisfactorios.

La Magia de los Mantras
Mantra "Ham"

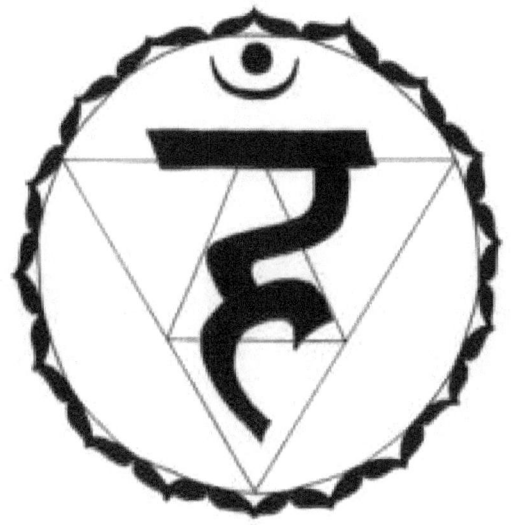

Sanación de la Relación entre Maestro y Discípulo

El Mantra "Ham" se pronuncia con "jota" en vez de con "hache" (Jam).

Es el Mantra del desarrollo personal y espiritual, el Mantra de los cambios, de la enseñanza, del aprendizaje, de la comunicación.

"Ham" es el Mantra de los oradores, de los profesores, de los maestros, de los guías espirituales, pero también el Mantra del discípulo, del alumno, del lector, del que escucha y oye, y hasta de los fabricantes de perfume o de los que se comunican a través de los olores de la naturaleza y los olores corporales como lo pudieran ser los Aromaterapeutas.

Los escritores, los músicos, los oradores, etc. también deberían utilizar el Mantra "Ham" para obtener sabiduría e intuición antes de crear sus obras

El Mantra "Ham" es la energía espiritual en camino a manifestarse en el mundo físico a través de las energías creativas. "Ham" es todo planeamiento que precede a una actuación con amor, a una satisfacción personal, a una actuación y a una manifestación.

Las vibraciones del sonido "Ham" se mueven en planos espirituales superiores para luego descender a la densidad de los planos físicos para manifestarse. La contrapartida del "Mantra" cristiano "Venga a nosotros tu Reino".

Con el Mantra "Ham" se pueden tratar todos los problemas de comunicación, así sea tartamudez, afonías, dislexia, etc.

Eficaz para tratar los problemas estudiantiles en alumnos de corta edad.

Pero no queda ahí, el Mantra "Ham" también cura todas las afecciones asociadas al chakra Garganta y a la glándula tiroides: Enfermedades de la garganta, de los oídos, y de la fosa nasales: Tiroides, tinitos, sinusitis, dolor de garganta, tos seca, glándulas inflamadas, alergias, etc. También se pueden tratar problemas respiratorios derivados de desequilibrios conjuntos entre el chakra Corazón y el chakra Garganta, como la tos o la sensación de asfixia que pueden ocasionar los ataques de angustia.

El Mantra "Ham" refresca nuestros cuerpos energéticos superiores llenándolos de luz sanadora para que podamos planear de forma positiva para el bien nuestro, de la Humanidad y del Planeta. También nos da fuerzas para llevar a la práctica nuestros ideales y conseguir nuestras metas espirituales y físicas.

La Magia de los Mantras
Mantra "Aum" o Mantra "Om"

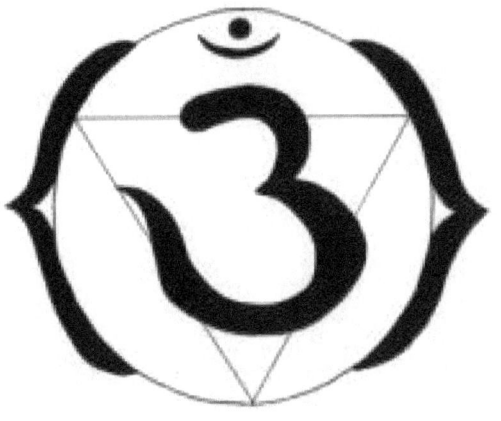

Unión de Dios y la Esencia Divina Humana

"Aum" es el sonido original creador, principio y final de toda la Creación. En el Mantra "Aum o "OM" están también todas las demás vibraciones, todos los demás sonidos.

Es el Mantra que despierta el Tercer Ojo, lo activa. Desarrolla las cualidades paranormales como la videncia. "Aum" es el Mantra del desarrollo espiritual, sana el Tercer Ojo haciendo que nuestro Alter Ego, nuestro Yo superior, ese que va más allá de nuestros pensamientos meramente egoístas, haciendo que tengamos pensamientos espirituales, pensamientos positivos en pro del bienestar de toda la Humanidad, el Planeta Tierra y el Universo.

El Verbo, Sonido Primero Sagrado, es el mejor Mantra para protegerse y deshacer energías negativas, así sean interiores, como nuestros propios pensamientos negativos, o exteriores, así sean celos, envidias, rencor dirigido hacia nosotros, hasta brujerías y ataques de seres espirituales negativos.

Con el Mantra "Aum" se pueden limpiar energéticamente lugares, cuerpos físicos y Almas, tan solo con entonarlo en voz alta de forma repetida.

El Mantra "Aum" también representa a Dios y a nuestra Esencia Divina, abre el chakra Corona y lo predispone para obtener Sabiduría y Guía Divina, lo que muchas veces produce, durante meditaciones, estados elevados, alterados de conciencia

Mantra "Aum". Divinidad. Principio y Fin. El Uno que contiene el Todo:

"Al principio fue el Verbo y el Verbo se hizo materia"
"Los Ángeles se sostienen gracias a la "Vibración" de Dios"

"Toda materia se sostiene gracias al Verbo"

"Por medio de la Palabra de Jehovah se crearon el cielo y la tierra".

"Dios tiene miríadas de ángeles que responden a su Palabra y hacen Su Voluntad"

"Toda creación sea animada o inanimada está sometida a la Palabra de Dios"

"La Palabra de Jehovah durará hasta tiempo indefinido, nunca volverá a Él sin su propósito conseguido"

Las citas anteriores de la Biblia nos dan una idea del significado del Verbo o Palabra de Dios:

Verbo, palabra, sonido que implica acción. Verbo, energía, vibración en movimiento.

Verbo, sonido primero, vibración de Dios.

Verbo, energía creadora. Energía que se materializa.

Se cree que el Verbo es el mantra sánscrito "AUM". Se cree también al igual que el "Verbo" que el mantra "AUM" es energía que se puede materializar. El sonido primero, original que creó el resto de las notas musicales y todos los sonidos del Universo. Energía poderosa por la cual se ha creado y se mantiene todo.

El mantra "AUM" es el comienzo y/o final de la mayoría de los mantras y oraciones hindúes

Con el Mantra "Aum" o "Om" se "Abre y se Sellan las Oraciones

El mantra "AUM" u "OM" es tan poderoso que nos une a Dios, une el mundo espiritual con el mundo físico, nos libera de nuestro Karma y perdona nuestros "errores", liberándonos y sanándonos espiritualmente.

"AUM" contendría en sí mismo a Dios, a su Energía Creadora y a su Creación. Meditar en/con el mantra "AUM" satisface todas nuestras necesidades espirituales.

En Sistemas de Sanación como el Karuna_Ki se utiliza este mantra para "abrir" y "sellar" oraciones y visualizaciones para ayudar con su energía poderosa a la materialización de las peticiones, oraciones o metas visualizadas. También "AUM" se usa en lo llamado "entonación" o "tonning" antes y después de las energías de sanación cantadas. Por ejemplo "AUM"+"SHANTI"+"AUM", que se canta repetidamente. Este mantra quiere decir "La Paz de Dios", donde el "AUM" es Dios y "SHANTI" es Paz.

La contrapartida cristiana del mantra "AUM/OM" sería el "AMEN".

"AMEN" proviene de una lengua semítica (del hebreo), y se traduce como "que así sea". La palabra "Amen" tienen su raíz en el mantra "AUM" sánscrito que explicamos anteriormente.

Amen significa realmente "el Dios Padre/Madre unido al ser humano" o la "Trinidad" cristiana (Padre, Hijo y Espíritu Santo.

Tanto el judaísmo como otras religiones monoteístas como el cristianismo y el islam adoptaron el vocablo "AMEN" para concluir sus cánticos, alabanza, pregones y oraciones. Su significado "en verdad, ciertamente, que conste, así será, etc.).

La Vibración del Mantra "Aum" contiene todas las demás Energías Sanadoras

Terapéuticamente se usa para tratar todas las enfermedades relacionadas con el Tercer Ojo y el chakra Corona, como lo pudieran ser: Problemas oculares, cerebrales y psíquicos (chakra Tercer Ojo), también enfermedades de cuerpo entero que afecten a los músculos y a los huesos y ligamentos (chakra Corona).

Muy eficaz para tratar a personas que estén enfadadas con Dios debido a perdidas sentimentales, ateos y escépticos, ya que este Mantra les hace recordar el primer mandamiento de la Ley de Dios: "Amarás a Dios sobre todas las cosas".

En las Terapias también se utiliza este sonido sagrado para limpiar el cuerpo y Alma del recipiente de la terapia de energías negativas y para proteger tanto al paciente como al terapeuta de esas mismas energías.

Lo que está claro (para resumir), es que el Verbo (nosotros utilizaremos el mantra "AUM"), crea, mantiene, desarrolla, educa, materializa y sana.

Cuando no sepas que Mantra utilizar, utiliza el Mantra "Aum" y no te equivocarás.

El Verbo es todo y el Todo, es Dios y todo lo que emana de Él. Energía Creativa Infinita de Amor.

La Magia de los Mantras
Los Mantras y sus Propiedades Sanadoras y Terapéuticas

MANTRA LAM:

Chakra Base

Fuerza vital de supervivencia

Energía física

Músculos y huesos

Enfermedades físicas manifestadas

Enfermedades de cuerpo entero

Golpes, contracturas, heridas

Debilidad física

Centra, Arraiga, Fortalece

MANTRA VAM:

Chakra Sacro

Kundalini

Reservas de Energía Sexual y Creativa

Enfermedades renales y del aparato reproductor y urinario

Sistema circulatorio

Impotencia, Frigidez, Ninfomanía, Perversiones

Desequilibrios Emocionales

Activa, Exita, Vitaliza

MANTRA RAM:

Chakra Plexo Solar

Ego

Seguridad en ti mismo

Realización Personal

Enfermedades Gastrointestinales

Enfermedades Hepáticas

Enfermedades del Páncreas

Inseguridad, complejos, timidez, cansancio crónico

Desequilibrios mentales

Activa y refuerza

MANTRA YAM:

Chakra Corazón

Amor, Paz, Sanación

Sana el Miedo, las Penas, los Desamores

Nos predispone para aceptar Amor

Carencias afectivas

Angustia y Depresión

Infunde Amor a todos los aspectos

del Sistema de Chakras Mayores

Enfermedades Pulmonares

Enfermedades Cardiovasculares

Sana y Calma

MANTRA HAM:

Chakra Garganta

Planeamiento y Desarrollo

Aprendizaje y Comunicación

Triunfo y Humildad

Espiritualidad que se manifiesta

Hablar, Oler, Oír, Saborear

Enfermedades de la Garganta

Enfermedades de los Oídos

Enfermedades de las Fosas Nasales

Enfermedades Respiratorias

Fiebres, Hinchazones

Calma, Enfría, Relaja, Anima

MANTRA AUM (OM):

Chakra Tercer Ojo y Chakra Corona

Divinidad, Espiritualidad

Sabiduría Divina

Creación Divina

Meditación, Estados Elevados de Conciencia

Unión con Dios

Alter Ego, Dios y Esencia Divina Humana

El Todo y todo

Aporta Paz

Protección y Limpias Energéticas

Enfermedades Oculares

Enfermedades Cerebrales

Enfermedades Psíquicas

Enfermedades de Cuerpo Completo (Músculos y Huesos)

Criminalidad, Ateísmo, Escepticismo

Miedo a la Muerte, Evasión

Eleva, Desarrolla, Educa, Guía, Crea, Sana, Protege, Calma

PROTECCIÓN CON EL SONIDO

Protección con el Sonido

El Nombre de Dios y Bautizo por el Espíritu Santo para el Habla en Lenguas.

Tras mi vendrá Alguien mayor que Bautizará con Fuego y Espíritu.

"Yo bautizo con agua pero tras de mi vendrá alguien mayor que yo y que bautizará con fuego y espíritu " Juan el Bautista.

"... estaban reunidos y todos fueron llenos de Espíritu Santo y comenzaron a hablar en lenguas ..."

El Bautizo o Bautismo con el Espíritu Santo es un ritual de iniciación donde se predispone, prepara y activa/en el receptor su capacidad de recibir y utilizar los dones de Dios, los dones del Espíritu Santo.

El habla en lenguas en un don del Espíritu Santo, al igual que el don de entender/interpretar a los que hablan en lenguas.

Te lo explico porque precisamente el ritual de Bautismo por el Espíritu Santo se lleva a cabo con el don de lenguas. El maestro cae en trance y habla en lenguas con sus dos manos sobre el chakra corona del iniciado mientras le pide a Dios y en el nombre de Jesucristo que lo bautice con el Espíritu Santo y le transmita Sus dones. Es un bautismo en toda regla.

... y fueron llenos de Espíritu Santo y comenzaron a hablar en Lenguas

Los requisitos para recibir los dones del Espíritu Santo son:

1. Creer en Dios (por supuesto).
2. Creer en Jesucristo.
3. Creer en el Espíritu Santo como energía de creación, sanación, equilibrio y mantenimiento.
4. Creer en los dones del Espíritu Santo.
5. Creer en el contenido del Santo Grial.

Habla e Interpretación de las Lenguas. Dones del Espíritu Santo.

Con respecto a Jehovah o Yahveh, pues da lo mismo. En el mundo de la sanación se ha utilizado más a menudo el nombre de Dios como Jehovah (no tiene nada que ver con "los testigos de Jehová", de hecho esta secta cristiana no cree en que el ser humano pueda utilizar los dones de Dios como la Sanación. Creen que con la muerte de los apóstoles los dones de Dios desaparecieron y que el único don que queda es el amor que lo abarcaría todos).

"Jehovah" ha sido desde siempre una palabra de poder, que se ha convertido en un arquetipo positivo para el ser humano, y que representa las energías de nuestro Creador. En los últimos tiempos se ha utilizado de forma cotidiana por los Maestros en Sanación Angelical Carismática de la Escuela del Sistema de Sanación Tinerfe.

Jeova, Jehová, Jehovah, Yave, Yahve, Yahveh. Yo Soy.

Yo re-introduje en época moderna el Nombre de Dios de forma pública en España hace más de 19 años, y hoy en día existen muchas paredes y techos de salas de sanación y Centros de Terapias de las Islas Canarias (sobre todo Tenerife), decorados con el Tetragramaton ("Santificado sea tu Nombre").

"Jehovah" o "Yahveh" es la forma de pronunciar el Tetragramaton, símbolo/palabra que denomina a Dios en hebreo. En hebreo no se utilizaban las vocales, lo que explica las diferentes pronunciaciones del nombre de Dios en el mundo occidental. Jehovah o el Tetragramaton significa "Yo soy el que era, el que soy y el que seré", o con otras palabras "Yo soy".

Protección con el Sonido
Ritual de Bautismo por el Espíritu Santo

Ritual de Iniciación Angelical. Bautismo por el Espíritu Santo.

Requisitos para el Bautismo por el Espíritu Santo:

1. Creer en Jehovah como único gran Dios creador de lo visible y lo invisible.

2. Creer en Las Enseñanzas de Jesucristo.

3. Creer en el Espíritu Santo como energía divina creativa amorosa y poderosa de sanación, curación, conservación, restauración, protección y educación.

4. Creer en el contenido del Santo Grial (la Sangre de Jesucristo como energía sanadora y protectora).

Ritual de Iniciación (Bautizo):

1. Oración de Iniciación (Oración de Bautismo) y Protección.

2. Manos del Maestro en Sanación Angelical sobre el chakra corona del receptor del bautizo

3. Rezo y canto en lenguas durante 20 minutos o hasta que el Maestro crea conveniente.

4. Cerrarse a las energías y dar gracias a Dios.

5. Arraigar al receptor de la iniciación y así mismo si fuera necesario

*Este ritual de iniciación también se puede llevar a cabo a distancia por el método de visualización.

*Varios Maestros pueden iniciar a un receptor al mismo tiempo.

Protección con el Sonido
Santiguado y Rezo, Canto, Habla en Lenguas.

Santiguado. Método popular de Sanación a Distancia. Musicoterapia.

Pregunta de L. G. de Asturias, España:

Hola Damián, estoy muy interesado en eso del santiguado y rezar en lenguas.

Me lo podrías explicar, por favor.

Gracias.

El Santiguado es Medicina Vibracional aunque se ha impregnado de Religiosidad. Aceites (Aromaterapia), Sales (Cristaloterapia), Rezo en voz alta (Musicoterapia), Cruces (Geometría Sagrada).

Respuesta de Damián Alvarez:

Hola L.,

Te respondo:

Lo que se llama "santiguado" lo he introducido en mis clases de Musicoterapia en el Segundo Nivel del Curso de Sanación Espiritual.

Mi definición de Santiguado es la siguiente:

Repetición en alto, de forma rápida y monótona de un mantra, frase u oración, con el fin de crear una onda de frecuencia energética elevada, que dirigida hacia el paciente con el poder de la fe deshacería las energías negativas (frecuencia más baja), que le están causando el "mal".

En cuanto al "rezo en lenguas" es otra cosa, parecido al santiguado común pero el sanador, en este caso cae en trance y comienza a hablar, cantar en "lenguas".

Para poder utilizar el "habla en lenguas" se deberá estar iniciado (bautizado con), al Espíritu Santo.

El rezo, canto o habla en lenguas se enseña en el Sistema de Sanación Angelical Carismático, creado por Damián Alvarez, y se utiliza para deshacer energías negativas pero no "males de aire" sino brujerías, posesiones, ahuyentar demonios u otros seres negativos, etc., o sea, energías negativas más poderosas.

Antiguamente se creía que el Poder del Santiguado era la Oración.

Yo me di cuenta de que no eran las oraciones en cuestión las que sanaban al receptor del Santiguado sino las energías creadas por el Santiguador, ya que rezos existen infinitos y en muchas culturas, y todos funcionaban, igual en Canarias como en el Tibet. Así que no se trataba de el rezo, sino de la forma en que se decía el rezo.

Para Santiguar a una persona, primero tienes que hacer la "Oración de Sanación y Protección" para poder dirigir las energías que vayas creando hacia la persona que deba de recibir las energías sanadoras del santiguado.

Luego, escogerás la oración que te parezca apropiada, por ejemplo "El Padre Nuestro", y la recitarás en alto de forma rápida y monótona, tan rápida que se mezclen las palabras de la oración al entonarla, cuando termines la oración comienza de nuevo sin hacer ningún intervalo de tiempo entre el final y el comienzo de las oraciones, "encadénalas" como cuando entonas los mantras.

Hablar en Lenguas. Don Divino para Toda la Humanidad
Sistema de Sanación Angelical Carismático.

El "rezo en lenguas" crea unas energías mucho más elevadas que el santiguado común conectando al Sanador/Terapeuta con el Corazón de Dios (merkabah), a una frecuencia vibracional en el mismo plano que lo denominado "Flor de la Vida" o "Aliento de Dios".

El "rezo en lenguas" (orar en lenguas), llega directamente a Dios, y ni siquiera los ángeles la entienden, lo que la hace eficaz cuando deseamos pedirle a Dios de una manera que ni siquiera los demonios se den cuenta de lo que pedimos, y así no puedan interrumpir la respuesta de Dios de camino hacia abajo a través de los planos hasta llegar al mundo físico.

APÉNDICE

Apéndice
Curso Básico en Anatomía Espiritual

RELACION ENTRE LOS CHAKRAS
"FISICOS" Y "ESPIRITUALES"

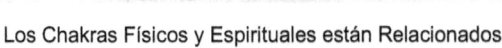

Los Chakras Físicos y Espirituales están Relacionados

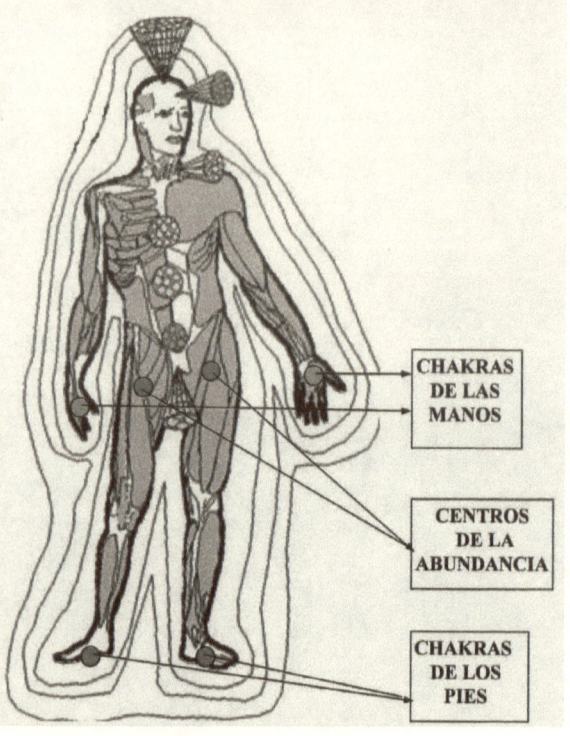

EL SISTEMA DE CHAKRAS MENORES
(LOS MAS IMPORTANTES)

CHAKRAS DE LAS MANOS

CENTROS DE LA ABUNDANCIA

CHAKRAS DE LOS PIES

Sistema de Chakras Menores (los más importantes)

LOS CHAKRAS TRANSPERSONALES Y LA LINEA HARA

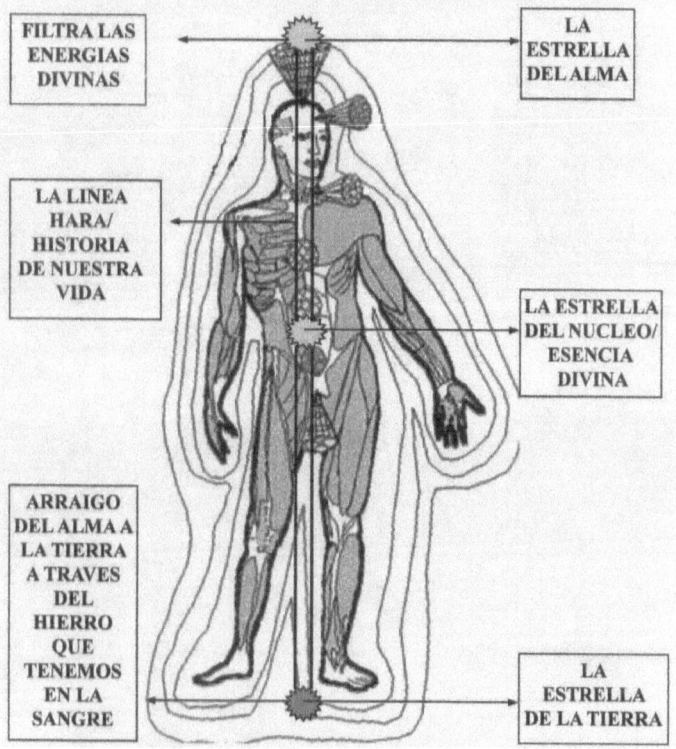

Los Chakras Transpersonales y la Línea Hara

EL COMIENZO DE LA ENFERMEDAD

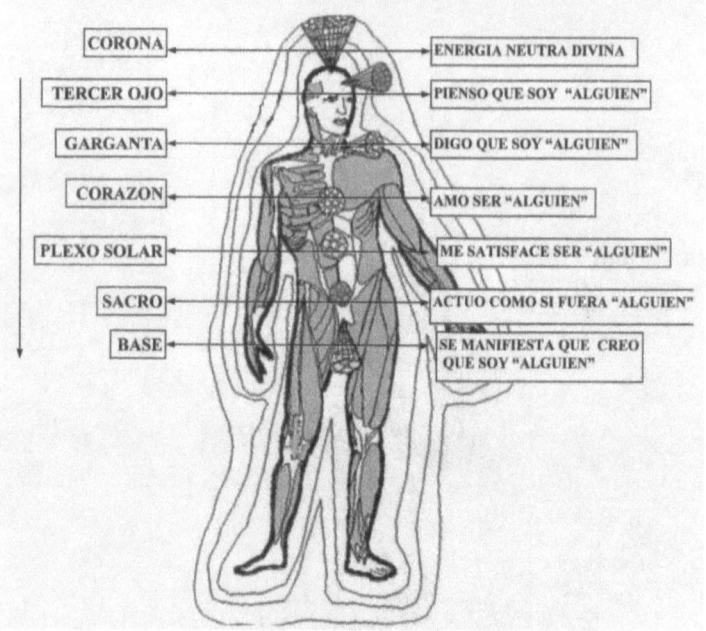

CORONA	ENERGIA NEUTRA DIVINA
TERCER OJO	PIENSO QUE SOY "ALGUIEN"
GARGANTA	DIGO QUE SOY "ALGUIEN"
CORAZON	AMO SER "ALGUIEN"
PLEXO SOLAR	ME SATISFACE SER "ALGUIEN"
SACRO	ACTUO COMO SI FUERA "ALGUIEN"
BASE	SE MANIFIESTA QUE CREO QUE SOY "ALGUIEN"

El Comienzo de la Enfermedad es Siempre Energético

ASI COMO ES ARRIBA ES ABAJO
ASI COMO ES ABAJO ES ARRIBA

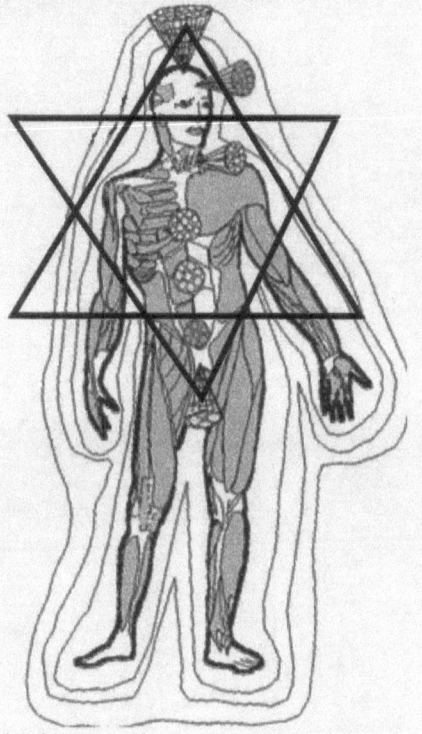

El Equilibrio Espiritual, Equilibra el Mundo Físico

LA FRONTERA ASTRAL

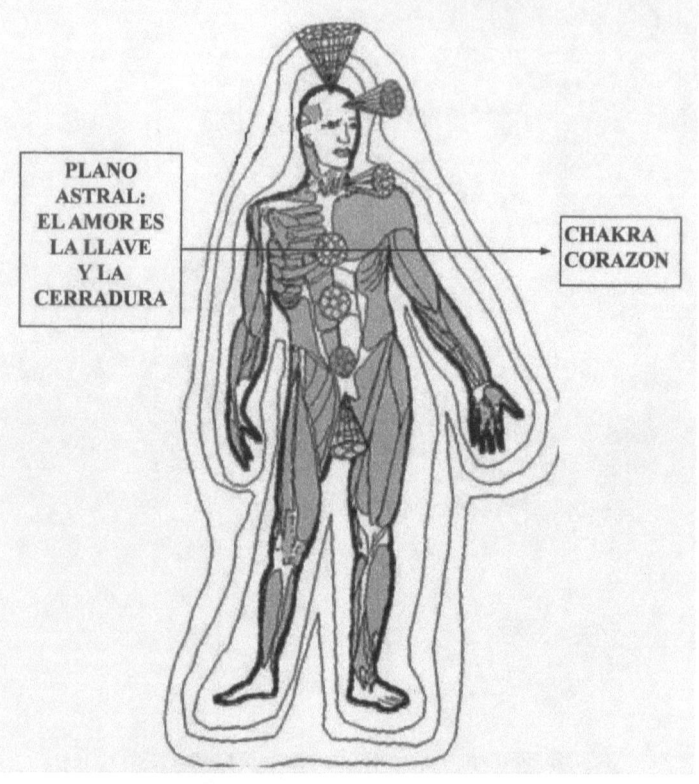

PLANO ASTRAL: EL AMOR ES LA LLAVE Y LA CERRADURA

CHAKRA CORAZON

El Chakra Corazón es la Frontera Astral entre los Planos

LOS SIETE NIVELES DEL BASE

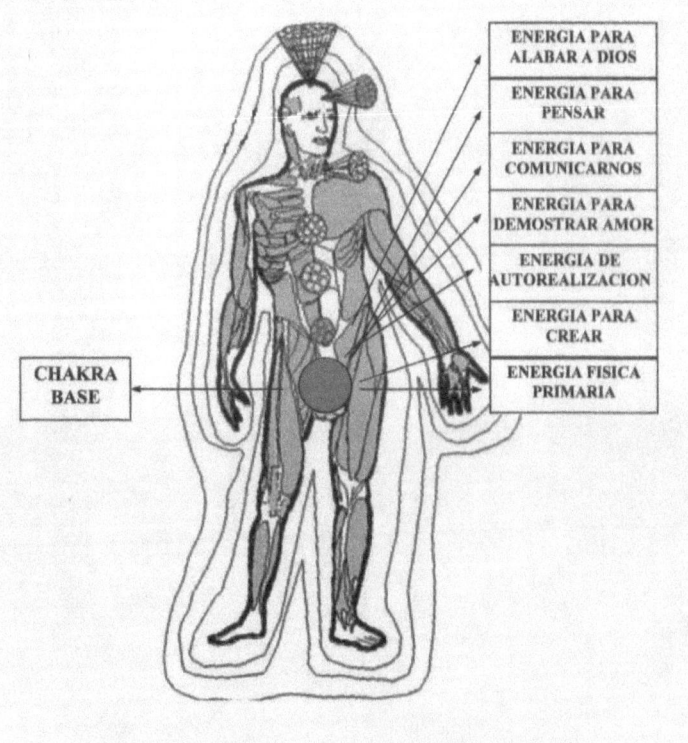

CHAKRA BASE

ENERGIA PARA ALABAR A DIOS

ENERGIA PARA PENSAR

ENERGIA PARA COMUNICARNOS

ENERGIA PARA DEMOSTRAR AMOR

ENERGIA DE AUTOREALIZACION

ENERGIA PARA CREAR

ENERGIA FISICA PRIMARIA

Expresión Vital del Chakra Base

LOS SIETE NIVELES DEL CORAZON = AMOR= SANACION

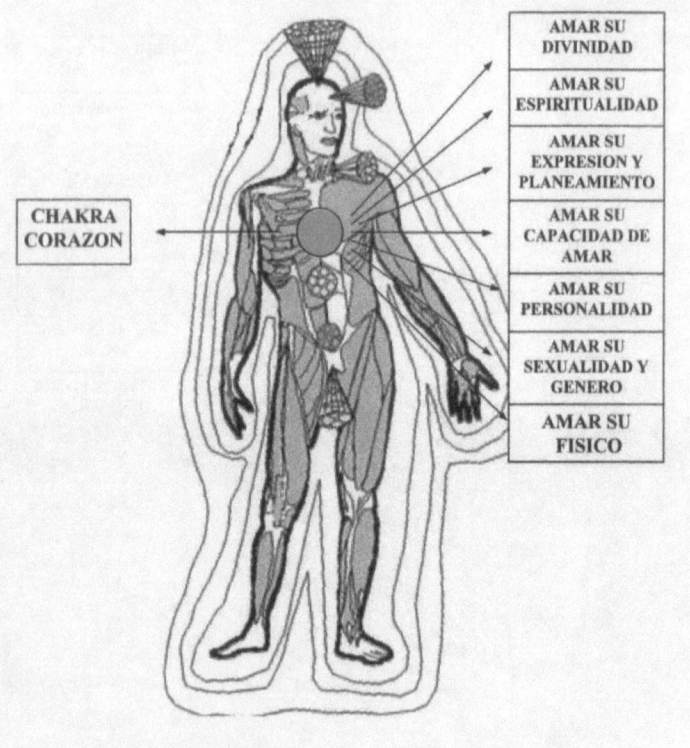

CHAKRA CORAZON

AMAR SU DIVINIDAD

AMAR SU ESPIRITUALIDAD

AMAR SU EXPRESION Y PLANEAMIENTO

AMAR SU CAPACIDAD DE AMAR

AMAR SU PERSONALIDAD

AMAR SU SEXUALIDAD Y GENERO

AMAR SU FISICO

Expresión Vital del Chakra Corazón

LOS SIETE NIVELES DEL CORONA

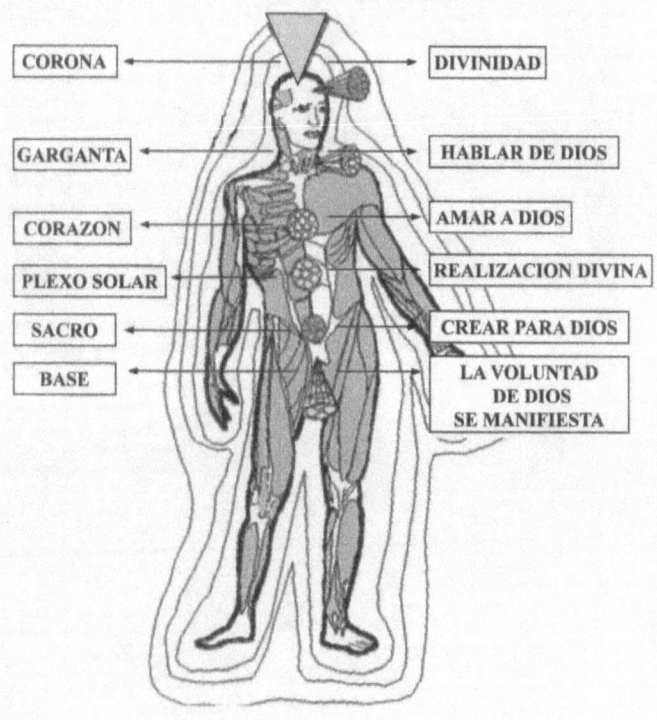

CORONA	DIVINIDAD
GARGANTA	HABLAR DE DIOS
CORAZON	AMAR A DIOS
PLEXO SOLAR	REALIZACION DIVINA
SACRO	CREAR PARA DIOS
BASE	LA VOLUNTAD DE DIOS SE MANIFIESTA

Expresión Vital del Chakra Corona

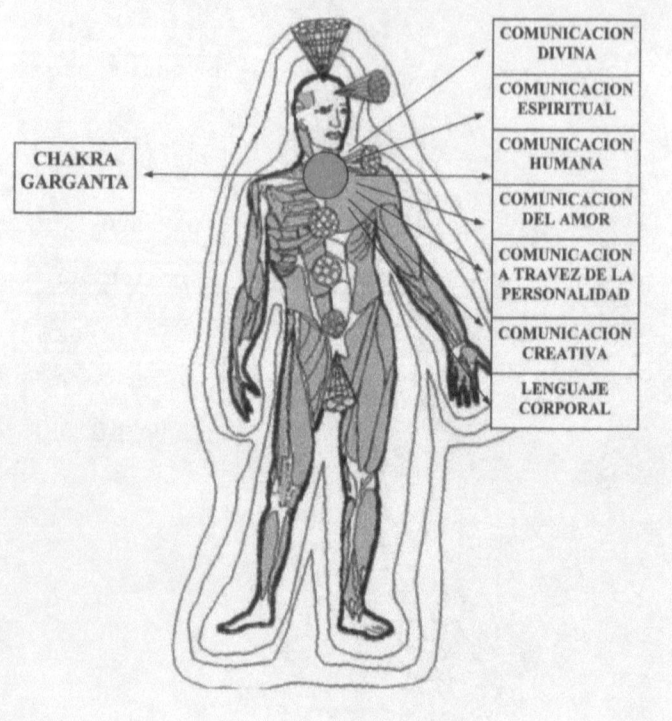

LOS SIETE NIVELES DEL GARGANTA

CHAKRA GARGANTA

COMUNICACION DIVINA

COMUNICACION ESPIRITUAL

COMUNICACION HUMANA

COMUNICACION DEL AMOR

COMUNICACION A TRAVEZ DE LA PERSONALIDAD

COMUNICACION CREATIVA

LENGUAJE CORPORAL

Expresión Vital del Chakra Garganta

LOS SIETE NIVELES DEL SACRO

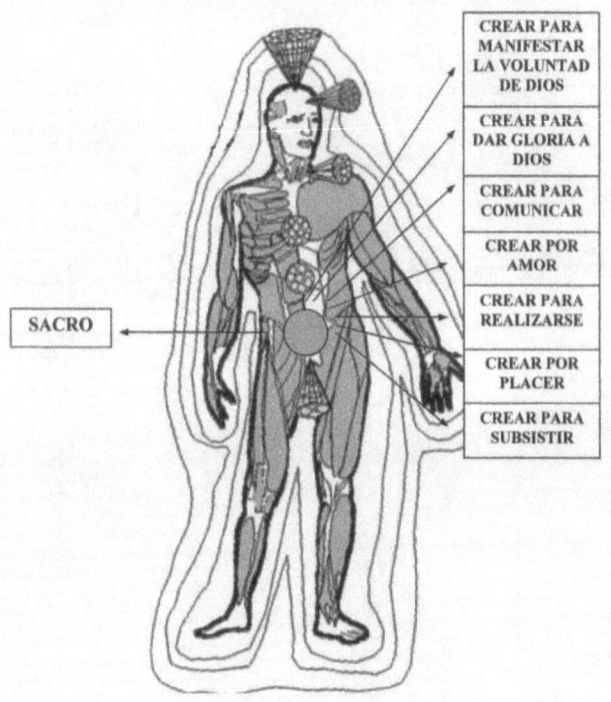

Expresión Vital del Chakra Sacro

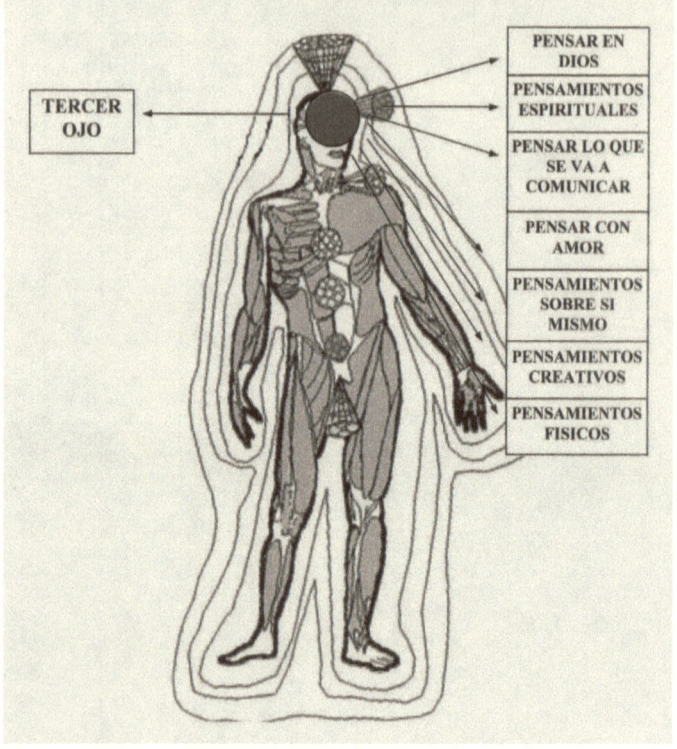

LOS SIETE NIVELES DEL TERCER OJO

TERCER OJO

PENSAR EN DIOS

PENSAMIENTOS ESPIRITUALES

PENSAR LO QUE SE VA A COMUNICAR

PENSAR CON AMOR

PENSAMIENTOS SOBRE SI MISMO

PENSAMIENTOS CREATIVOS

PENSAMIENTOS FISICOS

Expresión Vital del Tercer Ojo

LOS CHAKRAS "FISICOS"

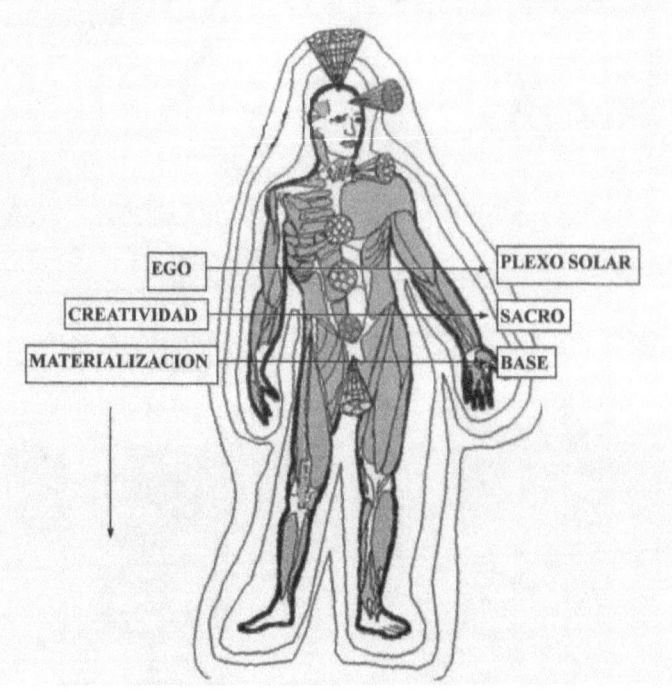

Chakras "Físicos": Plexo Solar, Sacro y Base

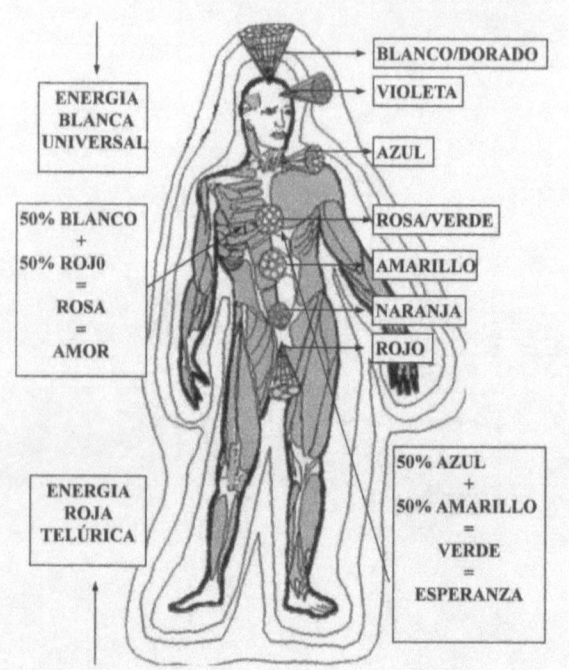

Chakras y los Colores de sus Frecuencias Energéticas

LOS CHAKRAS "ESPIRITUALES"

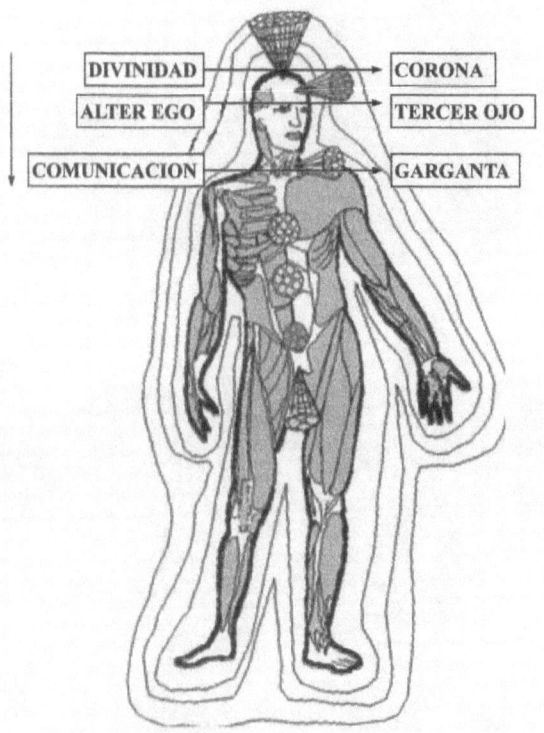

Chakras "Espirituales: Corona, Tercer Ojo y Garganta

EL SISTEMA DE LOS SIETE CHAKRAS MAYORES

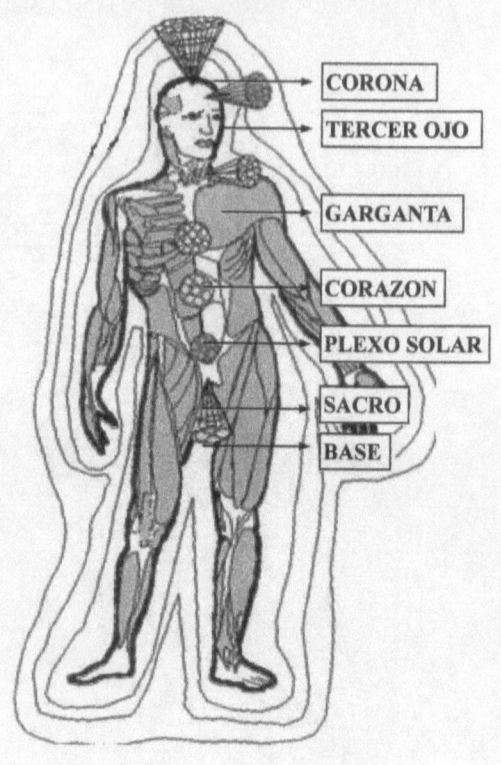

- CORONA
- TERCER OJO
- GARGANTA
- CORAZON
- PLEXO SOLAR
- SACRO
- BASE

Los Siete Chakras Mayores y su Disposición en el Cuerpo

LOS CHAKRAS MENTALES

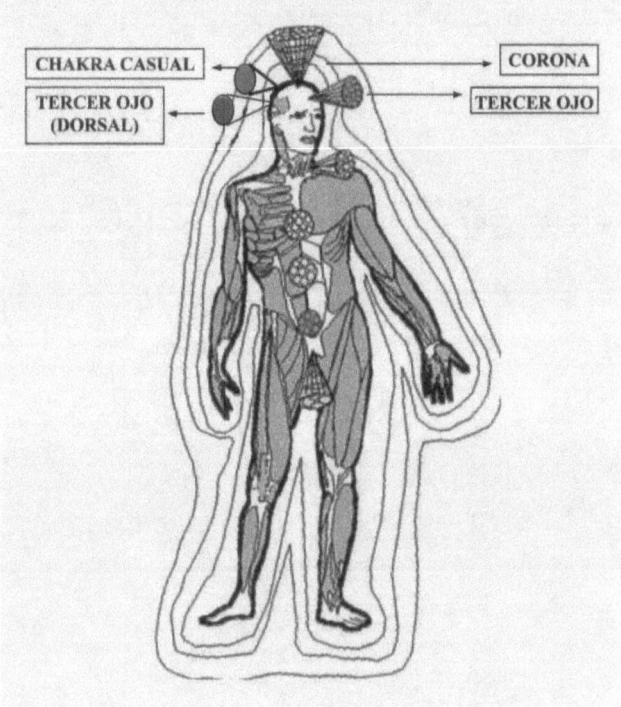

Chakras situados en la Cabeza del Ser Humano

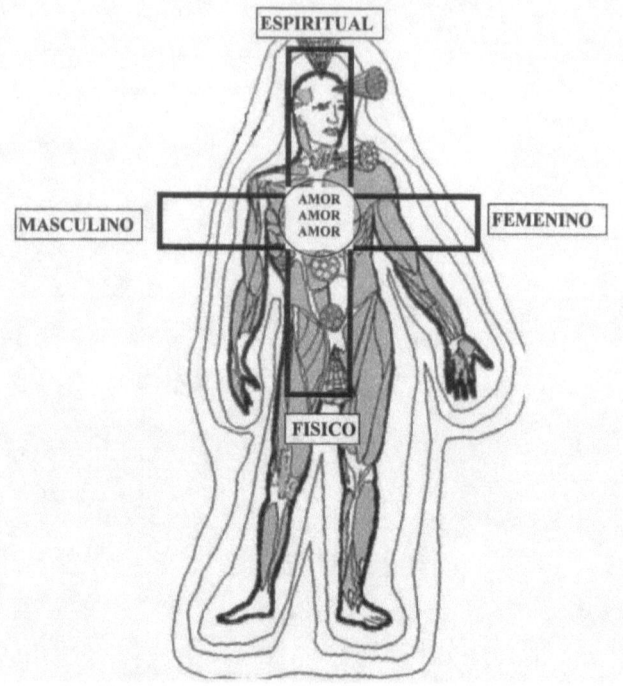

EQUILIBRIO PERFECTO

Amor: Equilibrio entre los Chakras Físicos y Espirituales

MOVIMIENTO DE ENERGIAS EN NUESTRO ORGANISMO

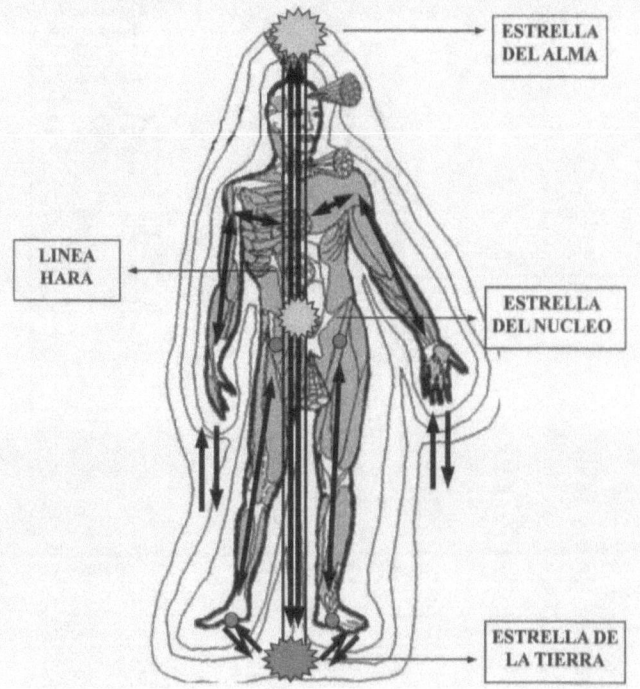

Entrada y salida de Energías Vitales a nuestro Organismo

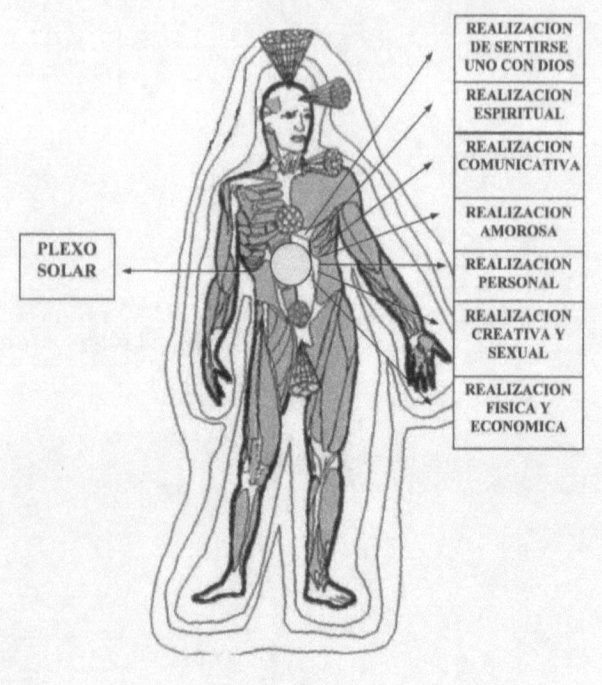

LOS SIETE NIVELES DEL PLEXO SOLAR

REALIZACION DE SENTIRSE UNO CON DIOS

REALIZACION ESPIRITUAL

REALIZACION COMUNICATIVA

REALIZACION AMOROSA

REALIZACION PERSONAL

REALIZACION CREATIVA Y SEXUAL

REALIZACION FISICA Y ECONOMICA

PLEXO SOLAR

Expresión Vital del Chakra del Plexo Solar

Apéndice

Alineación con la Luz. La Meditación de los Sanadores

Meditación de Sanación. Meditación y Sanación.

Se ha demostrado que la meditación es beneficiosa para la salud, pero nosotros además vamos a meditar para conscientemente sanarnos, o sea, haremos "Meditaciones de Sanación".

Recuerda siempre de hacer la "Oración de Sanación" antes de las "Meditaciones de Sanación" para que con el poder de tu mente envíes a donde tu deseas y le des instrucciones específicas a las energías sanadoras para que hagan lo que tu deseas. Tu vas a trabajar de forma activa con las energías sanadoras, no vas a ser un simple canal de "algo" (como algunos Maestros y Practicantes de Reiki), sino que tu dirigirás las energías sanadoras como tu deseas para el bien tuyo ahora y luego para el bien de toda la humanidad.

Te recomiendo que medites 2 veces al día durante al menos 20 minutos cada vez y que te lo pongas como rutina, pero si no puedes meditar sino 5 minutos, es mejor eso que nada, lo importante es que sigas la rutina el resto de tu vida. Por ejemplo puedes meditar a la "hora de la siesta" (después de almorzar) y por la noche (antes de dormir).

La mejor posición para meditar (digan lo que digan) es acostado en la cama con los brazos extendidos a lo largo del cuerpo pero sin tocarlo y las piernas un poco abiertas para que no se toquen los muslos.

La palmas de las manos estarán dirigidas siempre hacia arriba para recibir. Si meditas sentada apoya el dorso de tus manos sobre tus muslos para que no se cansen.

De todas formas la mejor posición para meditar es aquella en la que te encuentres más cómoda.

La boca la mantendrás cerrada y respirarás por la nariz.

Alineación con la Luz. La mejor Meditación del Sanador.

La Meditación de Sanación que aprenderás se llama "Alineación con la Luz" y es la más sencilla de todas las que aprenderás, pero siendo tan sencilla tiene tantos beneficios que se podría escribir un libro.

Ejercicio de prueba (hazlo ahora mismo):
Pon las manos sobre tus muslos con las palmas hacia arriba y cierra los ojos.
Imagínate una esfera de luz, un sol, una luna, una estrella, una luz brillante, un fuego o la luz que más te apetezca o te

sea práctico por su sencillez de visualizarla en la "Estrella del Alma" y visualizala durante algunos minutos.

Abre los ojos

Ciérrate a las Energías

Arráigate

¿Qué tal?, ¿te elevas?, ¿flotas?, ¿mareada?

Arráigate mejor (manos en las ingles y di "baja, baja, baja"), ¡con los ojos abiertos mujer!

¿Ya estás en la tierra otra vez? ¡Qué bueno!

Cierra los ojos otra vez e imagínate ahora la "esfera de luz", en la "Estrella del Núcleo" durante algunos minutos.

Abre los ojos

Ciérrate a las energías

Arráigate

¿Qué tal esta vez?

De nuevo cierra los ojos y visualiza la "esfera de luz" en la "Estrella de la Tierra" durante algunos minutos.

Abre los ojos

Ciérrate a las Energías

Arráigate

Una vez más, cierra los ojos e intenta visualizar la "esfera de luz" pero ahora en los 3 Chakras Transpersonales, a la vez o de forma simultánea. Ahora tienes una "esfera de luz" sobre la cabeza, una bajo tus pies y la tercera detrás de tu ombligo. Visualiza las 3 "esferas de luz" durante algunos minutos.

Abre los ojos

Ciérrate a las Energías

Arráigate

¿Cansada? Toma un poco de agua y suspira...

La Meditación de Sanación. Beneficios rápidos, palpable, duraderos.

ALINEACIÓN CON LA LUZ:

1.-Manos hacia arriba.

2.- Oración.

3.- Meditación de Sanación: "Respiración de Luz" de ida y vuelta desde la "Estrella del Alma" hasta la "Estrella del Núcleo a través de la "Línea Hara" (20 minutos).

4.- Cerrarse a las Energías.

5.- Toma de Tierra con necesidad.

En esta Meditación de Sanación, primero cierras los ojos y te imaginas la "esfera de luz" en la "Estrella del Alma" y cuando inspiras bajas al mismo tiempo que la respiración la luz desde la "Estrella del Alma" hasta la "Estrella del Núcleo"
por la "Línea Hara", mantienes un momento la "esfera de luz" en la "Estrella del Núcleo" (tanto como te sea cómodo), y cuando espiras subes de vuelta la "Luz" desde la "Estrella del Núcleo" hasta la "Estrella del Alma" y la mantienes un

momento en la "Estrella del Alma", luego inspiras otra vez bajando la luz al mismo tiempo que la inspiración y así sucesivamente.

Realmente es fácil. Tu diriges la luz, la energía con tu respiración. Inspiras la luz desde la Estrella del Alma hasta la Estrella del Núcleo por la Línea Hara y la espiras desde la Estrella del Núcleo hasta la Estrella del Alma. El aire te entra por la nariz pero la luz la bajas desde arriba, desde la Estrella del Alma. Practica mucho porque ahora trabajamos con luz, más adelante **trabajarás con energías sanadoras específicas como las de los mantras (según este libro).**

La Mejor posición para Meditar es siempre la más Cómoda.

BENEFICIOS DE LA "ALINEACIÓN CON LA LUZ"

Aprendes a respirar

Oxigenas más la sangre

Tus órganos interiores funcionan mejor

Quemas más calorías

Adelgazas si lo necesitas

Te relaja

Te protege al elevar el nivel vibratorio de tus energías, cuanto más relajada más fuerte.

Activa el Tercer Ojo

Aprendes a visualizar

Activa la Estrella del Alma

Activa la Estrella del Núcleo

Te acerca a Dios y a ti misma

Te centra

Ilumina tu vida (Línea Hara)

Deshace bloqueos en los chakras

Deshace bloqueos entre los chakras

Etc., etc., etc.

Medita dos veces al día hasta que te puedas "alinear con la Luz" de forma rápida y perfecta.

Algunas personas creen que tan solo con esta Meditación de Sanación pueden sanar toda su vida.

Apéndice

Las Notas Musicales en el Sistema de Sanación Tinerfe (Método de Imposición de Manos)

Las Notas Musicales se Canalizan de la misma forma que los Mantras.

1.- Pies (a todo el cuerpo), (NOTA SI/NOTA DO ALTO)

2.- Pie Izquierdo/Tobillo Izquierdo (NOTA DO)

3.- Pie Derecho/Tobillo derecho (NOTA DO)

4.- Tobillo Izquierdo/Rodilla Izquierda (NOTA DO)

5.- Tobillo Derecho/Rodilla Derecha (NOTA DO)

6.- Rodilla Izquierda/Ingle Izquierda (NOTA DO)

7.- Rodilla Derecha/ Ingle Derecha (NOTA DO)

8.- Ingle Izquierda/Sacro (NOTA DO (Ingle Izquierda) - NOTA RE (Sacro))

9.- Ingle Derecha/Sacro (NOTA DO (Ingle Derecha) - NOTA RE (Sacro))

10.- Sacro/Plexo Solar (NOTA RE (Sacro) - NOTA MI (Plexo Solar))

11.- Plexo Solar/Corazón (NOTA MI (Plexo Solar) - NOTA FA (Corazón))

12.- Corazón/Garganta (NOTA FA (Corazón) - NOTA SOL (Garganta))

13.- Garganta/Tercer Ojo (NOTA SOL (Garganta) - NOTA LA (Tercer Ojo))

14.- Sienes (equilibrado mitades cerebrales) (NOTA SI/NOTA DO ALTO)

15.- Hombros (equilibrado energías ying y yang) (NOTA SI/NOTA DO ALTO)

16.- Hombro Izquierdo/Codo Izquierdo (NOTA SI/NOTA DO ALTO)

17.- Hombro Derecho/Codo Derecho (NOTA SI/NOTA DO ALTO)

18.- Codo Izquierdo/Mano Izquierda (NOTA SI/NOTA DO ALTO)

19.- Codo Derecho/Mano Derecha (NOTA SI/NOTA DO ALTO)

20.- Equilibrado (Tercer Ojo/Base) (NOTA SI/NOTA DO ALTO)

21.-Toma de Tierra (Pies) (NOTA DO)

Apéndice

Los Mantras en el Sistema de Sanación Tinerfe
(Método de Imposición de Manos)

1.- Pies (a todo el cuerpo) (MANTRA AUM/OM)

2.- Pie Izquierdo/Tobillo Izquierdo (MANTRA LAM)

3.- Pie Derecho/Tobillo derecho (MANTRA LAM)

4.- Tobillo Izquierdo/Rodilla Izquierda (MANTRA LAM)

5.- Tobillo Derecho/Rodilla Derecha (MANTRA LAM)

6.- Rodilla Izquierda/Ingle Izquierda (MANTRA LAM)

7.- Rodilla Derecha/ Ingle Derecha (MANTRA LAM)

8.- Ingle Izquierda/Sacro (MANTRA LAM (Ingle Izquierda) - MANTRA VAM (Sacro))

9.- Ingle Derecha/Sacro (MANTRA LAM (Ingle Derecha) - MANTRA VAM (Sacro))

10.- Sacro/Plexo Solar (MANTRA VAM (Sacro) - MANTRA RAM (Plexo Solar))

11.- Plexo Solar/Corazón (MANTRA RAM (Plexo Solar) - MANTRA YAM (Corazón))

12.- Corazón/Garganta (MANTRA YAM (Corazón) - MANTRA HAM (Garganta))

13.- Garganta/Tercer Ojo (MANTRA HAM (Garganta) - MANTRA AUM/OM (Tercer Ojo))

14.- Sienes (equilibrado mitades cerebrales) (MANTRA AUM/OM)

15.- Hombros (equilibrado energías ying y yang) (MANTRA AUM/OM)

16.- Hombro Izquierdo/Codo Izquierdo (MANTRA AUM/OM)

17.- Hombro Derecho/Codo Derecho (MANTRA AUM/OM)

18.- Codo Izquierdo/Mano Izquierda (MANTRA AUM/OM)

19.- Codo Derecho/Mano Derecha (MANTRA AUM/OM)

20.- Equilibrado (Tercer Ojo/Base) (MANTRA AUM/OM)

21.-Toma de Tierra (Pies) (MANTRA LAM)

Damián Alvarez

OTRAS PUBLICACIONES DE DAMIÁN ALVAREZ

"Interacción y Resonancia Energética entre los Seres Humanos"

"Manual del Maestro del Sistema Natural de Sanación y Terapéutico Tinerfe"

"Manual del Maestro del Sistema de Sanación Reiki Japonés del Dr. Mikao Usui"

"Manual del Maestro del Sistema de Sanación Espiritual"

"Manual del Maestro en Sanación por los Cristales de Cuarzo"

"Manual del Maestro del Sistema de Sanación Karuna Ki"

"Manual del Maestro en Aromaterapia"

"Manual del Maestro en Sanación Angelical Carismática"

"Tesis de Especialización en Gemoterapia"

"Tesis de Especialización en Medicina Vibracional"

"Tesis de Especialización en Sanación Espiritual"

"La Ciencia de la Sanación"

"Respira Reiki. Toda la Verdad sobre el Reiki"

"El Plexo Solar, el Sol de tu Vida"

"El Chakra Sacro, la Pasión de tu Vida"

"El Chakra Corazón, el Amor de tu Vida"

"El Tercer Ojo. La Luz de tu Vida"

"Mitos sobre los Maestros de Sanación y Sanadores"

"Yo, Sanador"

"Pedazos de mi Alma"

"Rompiendo Cadenas"

"Mudras, Símbolos de Poder hechos con las Manos"

"Significado y Uso Terapéutico de los Colores en Medicina Vibracional"

"Las Virtudes del Corazón y Filosofía de Vida tras el Sistema de Sanación Tinerfe"

"Sistema de Sanación Tinerfe, 25 Años de Filosofía"

"Manual de Alas de Ángel"

"La Magia de los Ángeles"

"La Magia de las Energías Sanadoras"

"La Magia de los Mantras"

"La Magia de los Aceites Esenciales"

"La Magia de los Cristales de Cuarzo"

"Currículo del Diablo"

"Angelología Aplicada"

"La Gran Era del Amor ha Comenzado"

"El Erotismo de los Chakras"

"Técnicas Universales de Sanación"

"El Gran Libro de las Meditaciones de Sanación"

"Manual del Maestro del Sistema de Sanación Tinerfe"

"Manual de Aromaterapia"

"Anatomía Espiritual Profunda. Los Secretos Desvelados"

"Alineación con la Luz. La Meditación de los Sanadores"

"Cristaloterapia Avanzada"

"La Sexualidad del Alma"

"Rituales de Iniciación, Protección y Sanación"

"Posesiones, Poseídos y Exorcismos"

"Jehovah (Santificado sea tu Nombre)"

"Ángeles (lo que no sabías)"

"Los Secretos de la Oración del Padre Nuestro"

"La Ciencia de la Sanación (Apuntes)"

"La Escuela de Dios"

"Ser Humano. A Imagen y Semejanza de Dios creado"

"Metafísica de las Enfermedades. Curso Básico"

"Aprende a Amar. La Gramática del Amor"

"La Perfección en el Amor. Energías Sanadoras por Excelencia"

"Inspiración Divina: 7 Años de Gracia"

"Manual del Gran Maestro del Sistema de Sanación Tinerfe"

"Escuela de Amor del Sistema de Sanación Tinerfe"

"Una Sesión de Sanación del Sistema de Sanación Tinerfe"

"El Chakra Garganta, el Desarrollo de tu Vida"

"El Chakra Corona. Dios en tu Vida"

"¿Depresión? ¿Para qué? Vive la Vida"

"El Gran Poder en los Mandamientos de la Ley de Dios"

"Caminando por el Alma (El Camino entre los Chakras)"

"La Verdadera Clave de la Felicidad"

"El que controla su Plexo Solar controla el Universo"

"Cristaloterapia Moderna"

"El Karma es Maravilloso"

"El Gran Despertar de la Conciencia"

"La Gran Enciclopedia del Sistema de Chakras Mayores"

"Chakra Base. El Sustento de tu Vida"

"Masaje Angelical"

" Geometría Sagrada (Curso Iniciático)"

"Escuela Teocrática del Sistema de Sanación Tinerfe (VolumenI)"

"Toda la Verdad sobre la Sanación y el Desarrollo Espiritual"

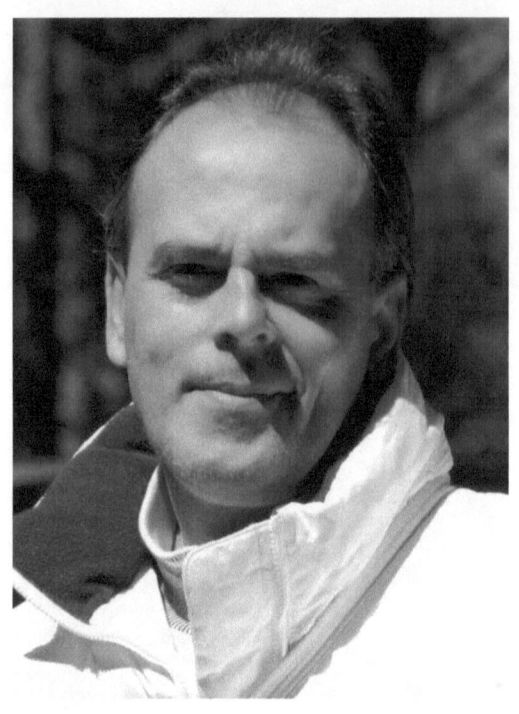

Damián Alvarez

Creador y Maestro del Sistema de Sanación Tinerfe

Creador y Maestro del Sistema de Sanación Angelical Carismático

Creador y Maestro del Sistema de Sanación "Perfección del Amor"

Creador y Maestro del Sistema de Sanación Guanche

Creador y Maestro del Masaje Angelical

http://sistemasanaciontinerfe.blogspot.com.es/

e-mail: sanaciontinerfe@hotmail.es